AF372614

DÉTAIL

De ce qui s'est passé dans les Expériences faites par M. JANIN, les 18 & 23 Mars, en présence des Commissaires réunis de l'Académie Royale des Sciences & de la Société Royale de Médecine.

IMPRIMÉ PAR ORDRE DU ROI.

A PARIS,

DE L'IMPRIMERIE DE PH.-D. PIERRES, Imprimeur Ordinaire du Roi, de la Société Royale de Médecine, & de la Police, &c. rue S. Jacques.

M. DCC. LXXXII.

DÉTAIL

De ce qui s'est passé dans les Expériences faites par M. JANIN, les 18 & 23 Mars, en présence des Commissaires réunis de l'Académie Royale des Sciences & de la Société Royale de Médecine.

———————

LE Roi ayant ordonné à l'Académie des Sciences & à la Société de Médecine, de faire procéder à l'examen des moyens proposés par M. Janin, pour désinfecter les Fosses d'aisance, & en détruire le méphitisme si funeste aux Ouvriers occupés à les vuider ; la premiere

A

de ces deux Compagnies a nommé pour Commiſſaires à cet effet MM. le Duc de la Rochefoucault, Macquer, le Roy, Fougeroux & Lavoiſier ; & la ſeconde, MM. le Duc de la Rochefoucault, Macquer, l'Abbé Teſſier, Hallé, & de Fourcroy.

Les Commiſſaires des deux Compagnies, déſirant éviter à M. Janin la peine de répéter ſéparément les mêmes expériences, ont penſé qu'il étoit convenable qu'ils ſe réuniſſent, pour en être tous à la fois les témoins ; ſe réſervant, s'il en étoit beſoin, d'en faire de particulieres & de relatives aux objets, dont s'occupent ſpécialement les Corps auxquels ils appartiennent.

Le 18 Mars au matin ils ſe ſont tous tranſportés dans une maiſon, ſiſe ſur le quai Pelletier, où la Compagnie du Ventilateur leur avoit indiqué une Foſſe d'aiſance à faire vuider. M. Janin s'y eſt rendu en même tems, accompagné du fieur Maille, Vinaigrier de Paris, & d'une perfonne de fa connoiffance. MM. Laumonier & Belle, Commiffaires au Châtelet, & plufieurs prépofés de la Police étoient préfens.

La foffe fur laquelle M. Janin devoit employer les moyens qu'il avoit publiés, étoit de celles qu'on appelle *bonnes*, c'eft-à-dire, exemptes de méphitifme. On en étoit d'autant plus affuré que fa fituation permettoit à l'eau de la riviere de la laver quelquefois. Le local étoit étroit & capable de gêner le travail.

Les Ouvriers deftinés à fervir dans l'expérience, n'étoient point ceux de la Compagnie du Ventilateur, que M. Janin avoit refufés. C'étoient des Journaliers occupés ordinairement par la Police à balayer les rues ou à d'autres ouvrages.

Le premier foin des Commiffaires de

l'Académie & de la Société de Médecine, après l'ouverture de la fosse, a été
d'en conftater l'état de l'air, en y def-
cendant à plufieurs fois une bougie, dont
la lumiere n'a pas fouffert la moindre
altération. Avant que M. Janin eut employé fon procédé, ils ont fait remplir
une tinette de la matiere de la vuidange,
& cette tinette, ainfi que toutes celles
qu'ils ont mis en réferve dans la fuite de
l'expérience & après différentes projections de vinaigre, a été cachetée &
numérotée par un des Commiffaires au
Châtelet.

M. Janin a fait dans la foffe toutes les
projections de vinaigre qu'il a jugé convenables; il en a mis en évaporation fur
les bords & aux environs, autant qu'il
l'a voulu; les Commiffaires de l'Académie & de la Société de Médecine fe
font contentés de tenir un état exact de
tout ce qui fe paffoit, de la quantité de

vinaigre qui étoit employé , de la maniere dont M. Janin en faifoit ufage ,
& des effets qu'il produifoit ; un des
Commiffaires au Châtelet en dreffoit
procès-verbal.

Vers les fix heures du foir on a ceffé
le travail , parce qu'on a penfé qu'il
feroit inutile de le continuer davantage ,
puifque la foffe étant *bonne* il n'y avoit
pas de méphitifme à détruire; alors M.
Janin avoit employé 18 pintes de vinaigre. Jufques-là on n'avoit pu juger de
l'effet de ce moyen, que relativement à
l'odeur de latrine, qui n'avoit été que
foiblement enlevée dans le voifinage de
la foffe , & qui fubfiftoit dans la maifon &
dans les environs. La foffe en cet état fut
abandonnée aux Ouvriers du Ventilateur,
qui l'ont vuidée par leurs moyens ordi-
naires , fans inconvéniens.

Mais l'objet le plus important de la
découverte de M. Janin étoit la pro-

meſſe qu'il faiſoit de détruire le méphitiſme, dont un grand nombre d'Ouvriers
ſont ſi ſouvent les triſtes victimes. Les
Commiſſaires de l'Académie & de la
Société de Médecine auroient dont cru
ne pas remplir exactement leur miſſion,
s'ils ne l'avoient engagé à faire auſſi des
expériences ſur une foſſe regardée comme *mauvaiſe*, c'eſt-à-dire, capable de
cauſer des exhalaiſons méphitiques,
toujours pernicieuſes, quelquefois mor-
telles.

La Compagnie du Ventilateur leur en
ayant indiqué une, rue de la Parcheminerie, dans une maiſon appellée hôtel
de la Grenade, ils s'y ſont rendus le 23
Mars au matin, avec M. Laumonier,
Commiſſaire au Châtelet, M. Janin, le
ſieur Maille Vinaigrier, & pluſieurs pré-
poſés à la Police.

On a d'abord interrogé le principal
Locataire de la maiſon & ſa femme ſur

ce qu'ils favoient de l'état de la foffe qu'on fe propofoit de faire vuider. Ils ont répondu qu'on l'avoit déja effayé plufieurs fois, & particulierement huit mois auparavant ; mais qu'on avoit été obligé de difcontinuer, parce que plufieur Ouvriers en avoient été fort incommodés, quoiqu'on eût fait ufage du fourneau du Ventilateur, dont la Compagnie contefte ce fait, prétendant que fi on a ceffé de vuider la foffe il y a huit mois, c'étoit afin de ne pas incommoder la principale Locataire qui étoit fur le point d'accoucher.

Quoi qu'il en foit, M. Janin a pris acte de la déclaration des Locataires, & a dit que le moyen qu'il avoit publié n'étoit pas applicable à l'exhumation des cadavres. On préfumoit que la foffe contenoit des matieres animales, parce que plufieurs chambres de cet hôtel avoient été occupées par des Eléves en

Chirurgie. Néanmoins il a déclaré qu'il ſe chargeoit de la faire vuider en employant ſes moyens.

MM. les Commiſſaires de l'Académie & de la Société ont prié M. le Commiſſaire au Châtelet d'appoſer les ſcellés ſur les portes des Cabinets d'aiſance, afin que M. Janin ne pût ſoupçonner qu'on introduisît rien par les lunettes, qui pût nuire au ſuccès de ſon expérience.

Quelque confiance que M. Janin eut dans ſa maniere de détruire le méphitiſme des Foſſes d'aiſance, puiſqu'il n'étoit arrivé à l'hôtel de la Grenade, que muni de vinaigre ordinaire, les Commiſſaires de l'Académie des Sciences & de la Société de Médecine ont cru devoir prendre des précautions pour parer aux accidens, qui pourroient ſurvenir aux Ouvriers & aux Spectateurs.

Ils ont apporté avec eux du vinaigre radical & de l'alkali volatil. On a placé par leur ordre dans le voisinage de la fosse, située dans une cave, des seaux remplis d'eau froide, & on a eu soin qu'il y en eût aussi dans la chambre, qui est au-dessus ; on sait de quel secours est l'eau froide dans les asphixies. Ils ont fait fixer au haut & au bas de l'escalier de la cave qui ouvroit par une trappe, une corde, à l'aide de laquelle on pouvoit avoir la facilité de descendre & monter, & qui seroit utile pour attacher les Ouvriers, obligés de travailler dans la fosse. Ils ont eu soin qu'il se trouvât dans un endroit connu de la rue de la Parcheminerie plusieurs Ouvriers du Ventilateur, dont on pût se servir avantageusement, dans le cas où ceux employés par M. Janin auroient besoin de secours.

Ils auroient désiré encore que quelques-uns des Associés du Ventilateur fussent témoins de l'expérience, afin qu'ils donnâssent eux-mêmes , à leurs gens , les ordres convenables , si l'on étoit obligé d'y avoir recours. Mais M. Janin ayant témoigné que leur présence lui étoit suspecte , on a été obligé d'y renoncer.

On observera que dans cette expérience , comme dans celle du quai Pelletier , les hommes dont M. Janin s'est servi étoient des Ouvriers ordinairement employés par la Police à différens travaux.

Des Maçons , que M. Janin se procura , travaillerent à ouvrir la fosse. A peine fut-elle entr'ouverte que les Commissaires de l'Académie & de la Société de Médecine y introduisirent une bougie , qui brûla très-bien. Des oiseaux & un cochon d'inde , qu'on y descendit quand la clef en fut enlevée , même après que la matiere en eût été agitée à la surface, n'en parurent pas incommodés. On vouloit reconnoître avec de l'eau de chaux la nature de l'air de cette Fosse; mais on s'en abstint, parce que M. Janin craignoit que cet essai ne fût nuisible à son procédé. On en prit seulement dans un flacon, que M. le Commissaire au Châtelet cacheta.

Persuadés qu'une fosse, qui n'étoit pas *mauvaise* à la surface, pouvoit le devenir après l'enlévement d'une certaine quantité de matiere, les Commissaires de l'Académie des Sciences & de la Société de Médecine se sont proposés d'y introduire, à différens tems, pendant le travail, une bougie & des animaux, moyens les plus connus jusqu'ici pour constater l'état des gas dangereux.

Après toutes ces précautions & toutes ces épreuves, ils ont abandonné la fosse à M. Janin pour en disposer à son gré, se réservant d'écrire exactement, comme ils l'avoient fait sur le quai Pelletier, tout ce qui se passeroit & tout ce qui en résulteroit.

D'abord M. Janin a fait des mélanges de vinaigre & d'eau, à parties égales. Il les a jettés à plusieurs fois dans la Fosse & sur les bords. On a pris, pour l'examiner, une bouteille de ce vinaigre, qui a été cachetée par M. le Commissaire au Châtelet.

M. Janin a placé dans la cave quatre réchauds remplis de charbon de bois allumé, sur lesquels il y avoit du vinaigre en évaporation au bain-marie.

Tous ces préparatifs ont duré jusqu'à une heure après-midi, quoiqu'on eût commencé à neuf heures du matin. Alors pour laisser le tems au vinaigre de faire son effet, on s'est séparé. Mais auparavant, le Procès-verbal, dont ce qui précéde est extrait, a été signé par les Commissaires de l'Académie des Sciences & de la Société de Médecine;

par M. Janin, & par M. Laumonier, Commiffaire au Châtelet, qui a paraphé tous les renvois. On a eu foin encore de donner des ordres précis pour que la foffe & la cave fuffent gardées.

Afin de s'affurer d'une maniere incontestable de l'utilité de la découverte de M. Janin, il avoit été réfolu qu'on vuideroit la foffe en entier, travail qui pouvoit durer plufieurs jours. En conféquence les Commiffaires de l'Académie & de la Société de Médecine fe font tellement affigné différentes heures, qu'il devoit toujours y avoir plufieurs d'entr'eux avec M. Janin & les Officiers de Police.

Vers les trois heures après-midi, MM. Fougeroux & Hallé arriverent à l'hôtel de la Grenade; ils y trouverent M. le Commiffaire au Châtelet, M. Janin & le fieur Maille. La cave ayant été ouverte, ils conftaterent par les moyens ci-deſſus employés l'état de l'air de la foſſe, qui ne leur parut pas avoir changé. Bientôt MM. Le Roy & ſucceſſivement l'Abbé Teſſier ſe rendirent au même lieu.

M. le Commiſſaire au Châtelet ayant viſité les ſcellés, qu'il avoit appoſé ſur les portes des Cabinets d'aiſance, les trouva intacts.

Les fourneaux ſur leſquels on avoit mis du vinaigre en évaporation étoient éteints ; on les ralluma ; M. Janin en fit mettre un dans la chambre de la maiſon au-deſſus de la cave, afin d'empêcher un enfant malade d'être incommodé de l'odeur de la vuidange.

On ne ſentoit alors dans toute la cave que le vinaigre. Mais MM. Fougeroux & Hallé ayant fait agiter la matiere dans la foſſe, il s'en eſt dégagé une odeur de foie de ſoufre. Cependant des oiſeaux qu'on y a deſcendu, en ont été tirés bien portans, après y être reftés cinq minutes.

M. Janin a fait apporter fur les bords de la foffe deux hottées de fumier, qu'il s'eft procuré lui-même.

A quatre heures, après une nouvelle projection d'un mêlange de vinaigre & d'eau, faite par M. Janin, on a commencé à vuider la foffe de cette maniere:

Un homme avec un feau attaché à une corde puifoit dans la foffe la vanne ou matiere liquide, qu'un autre verfoit dans un vaiffeau appellé *Tinette*; on avoit foin, fuivant les ordres de M. Janin, de mettre au fond de la tinette un lit de fumier, un autre lit au milieu, & un pour recouvrir le tout. C'étoit encore par fon ordre, que des Ouvriers fcelloient en outre avec du plâtre les couvercles des tinettes ainfi préparées.

Pendant qu'on vuidoit la foffe, le fieur Maille, Vinaigrier, placé fur le bord, y jettoit de tems en tems un peu du mêlange de vinaigre & d'eau. Ce n'étoit qu'en approchant de la foſſe qu'on ſentoit une odeur diſtinéte de foie de ſoufre; car dans la cave il y avoit une odeur mixte, dans laquelle dominoit celle du vinaigre en évaporation.

Les Commiſſaires de l'Académie des Sciences & de la Société de Médecine, à différentes époques de la vuidange, firent remplir des cruches de la matiere qui en provenoit, & M. le Commiſſaire du Châtelet les cacheta.

A chaque tinette qu'on rempliſſoit M. Fougeroux avoit l'attention d'en conſtater exaétement l'odeur, & M. Hallé a fait les mêmes épreuves ſur la plus grande partie.

La vingtieme tinette étant enlevée, & peu d'inſtants après qu'on eut jetté dans la Foſſe du papier allumé, qui y avoit bien brûlé, l'Ouvrier, qui d'en haut

puiſoit

puifoit la vanne , laiffa échapper fon
feau. Il defcendit au moyen d'une échelle pour le retirer. Il y parvint à l'aide
d'un bâton armé d'un crochet. Lorfqu'il
fut remonté il ne fe plaignit pas d'avoir
été incommodé.

M. Janin content de fon opération,
dit en préfence de MM. Fougeroux
& Hallé , de M. le Commiffaire du
Châtelet , & de plufieurs autres perfonnes : « Que la foffe ne changeroit
» pas de nature, qu'il la tenoit, & qu'il
» le figneroit, fi on le vouloit ». Ce font
fes expreffions.

Cependant l'odeur générale de la
cave , quoique celle du vinaigre y do-
minât, piquoit les yeux , le nez & le
vifage de plufieurs affiftans. Ils avoient
tous la figure plus ou moins allumée,
& quelques-uns éprouvoient de la gêne
& du mal-aife.

Lorfque la vingt-feptieme tinette

fut remplie, un fecond Ouvrier laiffa auffi tomber fon feau dans la foffe, & fe dif-pofa à y defcendre pour le ramaffer. Quoique le premier Ouvrier, qui y étoit déja defcendu, ne fe fût plaint d'aucune incommodité, & quelque fécurité que l'affertion de M. Janin femblât infpirer, des perfonnes prudentes confeillerent de lier le fecond ; M. Roneffe, un des Officiers de Police, infifta : mais la rapidité, avec laquelle l'Ouvrier defcendit, rendit le confeil inutile. A peine eut-il defcendu quelques échelons, qu'il chancela & tomba dans la foffe. M. Janin crut que le pied lui avoit gliffé de deffus l'échelle. Mais le fort de ceux qui s'emprefferent de l'aller retirer, prouve que c'étoit l'effet de la vapeur meurtriere de la foffe.

Un de fes camarades s'offrit auffi - tôt pour y defcendre. On l'attacha avec la corde que les Commiffaires de l'Acadé-mie & de la Société de Médecine avoient fait préparer. A peine fut-il sous la voûte de la fosse, qu'on s'apperçut qu'il étoit frappé d'asphixie. On le retira avec beaucoup de peine : il étoit sans pouls, sans respiration, & sans mouvement apparens. Il fut porté dans la rue, où M. l'Abbé Tessier le suivit pour lui donner ses soins. Il a été assez heureux pour le rappeller à la vie au bout d'environ vingt minutes.

Aussi-tôt on envoya chercher les Ouvriers du Ventilateur, qui se tenoient, comme on l'a dit, à quelque distance de la maison, pour donner du secours, en cas de besoin.

Pendant ce tems, un des camarades des deux précédens, après avoir été lié, descendit à son tour dans la fosse. Mais il perdit connoissance avant que sa tête fût sous la voûte. On le remonta, & il ne tarda pas à se remettre.

Enfin un quatrieme homme, Ouvrier

du Ventilateur, & nommé Verel le cadet, se présenta. On le descendit avec la corde, & en répandant sur lui du vinaigre. Bientôt il fallut le remonter, parce qu'il se sentoit incommodé. S'étant remis, il voulut descendre une seconde fois, & il parvint à retirer celui qui étoit tombé dans la fosse. Mais ce dernier, qui y avoit séjourné quelque tems, ne put être rappellé à la vie, malgré les soins suivis & continués des Commissaires de l'Académie des Sciences & de la Société de Médecine, & des autres assistans, qui tous se sont empressés de se rendre utiles dans cette occasion.

Un fait qui paroîtra extraordinaire, quoiqu'il ne soit pas sans exemple, c'est que le sieur Verville, Inspecteur du Ventilateur, qui survint avec ses Ouvriers, lorsqu'on les appella, ayant, avec autant de zèle que d'intelligence, aidé M. l'Abbé Tessier à soigner, dans la rue, le malheureux qui a fuccombé , a fenti une odeur qui s'en exhaloit, & a éprouvé graduellement tous les fymptômes qui précedent une afphixie complette. On obfervera qu'il n'étoit pas defcendu dans la cave. M. Hallé lui a donné des fecours qui l'ont fait revenir.

On a fu depuis, que le fieur Verville & les trois Ouvriers qui étoient defcendus dans la foffe , avoient continué encore à être fort incommodés. Ils font hors de danger & l'on a pris des précautions pour les guérir entiérement.

Après qu'on a eu donné à ces malheureux tous les fecours néceffaires , MM. Le Roy & l'Abbé Teffier ont cru qu'ils devoient defcendre dans la cave pour conftater l'état de l'air de la foffe, dont le méphitifme n'étoit que trop prouvé. Ils y ont introduit jufqu'à la matiere une bougie allumée, qui a très - bien brûlé. Un cochon d'inde au bout de cinq minutes en a été retiré bien portant.

M. Fougeroux, M. l'Abbé Teffier, M. Hallé, M. Laumonier Commiffaire au Châtelet, un Eleve de M. de Fourcroy, un Domeftique de M. Fougeroux, la femme du Locataire de l'hôtel de la Grenade, tous ont été très-incommodés, & ont éprouvé plus ou moins long-tems & plus ou moins fortement une partie des fymptômes occafionnés par les vapeurs dangereufes des Foffes d'aifance. Quelques-uns même ont bien de la peine à fe rétablir.

Au moment où l'Ouvrier eft tombé dans la foffe, c'eft-à-dire, après l'enlévement de la vingt-feptieme tinette, M. Janin avoit employé vingt pintes de vinaigre; favoir, dix en projeȼtions, & dix en évaporation.

Les Commiffaires de l'Académie des Sciences & de la Société de Médecine ont appris depuis l'événement que le premier Ouvrier, nommé Héron, qui est descendu dans la fosse pour retirer son seau, s'y est trouvé fortement incommodé ; loin de s'en plaindre alors, il a cherché à le dissimuler. Son aveu cependant eût empêché qu'on ne laissât descendre le malheureux qui y a perdu la vie. Cette circonstance n'est connue que parce que Héron lui-même après la mort de son camarade en a fait sa déposition à M. le Commissaire Laumonier. Cet Officier respectable a assisté à tous les détails de ces expériences, avec une assiduité & une vigilance qui justifient le choix qu'en avoit fait le Magistrat qui veille à la Police.

Les Commissaires de la Société de Médecine, qui, par sa constitution, ne doit jamais cesser d'être en activité, autorisés par leur Compagnie, & de l'agrément de MM. les Commissaires de l'Académie Royale des Sciences, maintenant en vacances, se sont empressés d'instruire, par ce détail exact, Sa Majesté de ce qui s'est passé dans les expériences auxquelles Elle leur a ordonné d'être présens. Ce détail n'est, pour ainsi dire, que provisoire, & seulement en attendant que l'une & l'autre Compagnie communiquent à Sa Majesté, &, si Elle l'ordonne, au Public, un rapport plus circonstancié, avec les réflexions & observations auxquelles ces expériences ont donné lieu.

Signé LE DUC DE LA ROCHEFOUCAULT, MACQUER, L'ABBÉ TESSIER, HALLÉ, DE FOURCROY ; Commissaires de la Société Royale de Médecine.

Nota: MM. le Duc de la Rochefoucault, Macquer, Le Roy & Fougeroux de Bondaroy, Commissaires nommés par l'Académie Royale de Sciences, ont signé figné le préfent Détail , feulement comme témoins des faits qu'il contient, l'Académie étant en vacances. M. Lavoifier, Commiffaire de l'Académie pour le même objet, a figné tous les Procès-verbaux ; mais il n'a pu figner ce Détail, ayant été forcé de faire un voyage qui l'a empêché de fe trouver à la Séance où cet Expofé a été lu.

Je certifie que le préfent Détail, publié par ordre du Roi, eft conforme à l'original contenu dans les Regiftres de la Société Royale de Médecine. A Paris ce 29 Mars 1782.

VICQ-D'AZYR , *Secrétaire perpétuel.*

9 782329 325699